BEI GRIN MACHT SICH IHR WISSEN BEZAHLT

- Wir veröffentlichen Ihre Hausarbeit,
  Bachelor- und Masterarbeit

- Ihr eigenes eBook und Buch -
  weltweit in allen wichtigen Shops

- Verdienen Sie an jedem Verkauf

Jetzt bei www.GRIN.com hochladen und kostenlos publizieren

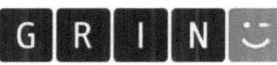

Analyse von Handlungsansätzen zur Gesundheitsförderung im Setting Grundschule

Toni Werner

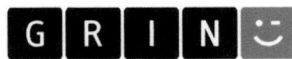

Bibliografische Information der Deutschen Nationalbibliothek:

Die Deutsche Nationalbibliothek verzeichnet diese Publikation in der Deutschen Nationalbibliografie; detaillierte bibliografische Daten sind im Internet über http://dnb.d-nb.de abrufbar.

ISBN: 9783346765994
Dieses Buch ist auch als E-Book erhältlich.

© GRIN Publishing GmbH
Nymphenburger Straße 86
80636 München

Druck und Bindung: Books on Demand GmbH, Norderstedt Germany
Gedruckt auf säurefreiem Papier aus verantwortungsvollen Quellen

Das vorliegende Werk wurde sorgfältig erarbeitet. Dennoch übernehmen Autoren und Verlag für die Richtigkeit von Angaben, Hinweisen, Links und Ratschlägen sowie eventuelle Druckfehler keine Haftung.

Das Buch bei GRIN: https://www.grin.com/document/1299344

Deutsche Hochschule für
Prävention und Gesundheitsmanagement
Hermann-Neuberger-Sportschule 3
66123 Saarbrücken

Hausarbeit

Name, Vorname	Werner, Toni
Studiengang	B.A. Gesundheitsmanagement
Studienmodul	Gesundheitsförderung u. Prävention in Lebenswelten
Datum Präsenzphase (siehe Ergebnisdokumentation)	09.05. – 11.05.2022
Aufgabe	Analyse von Handlungsansätzen zur Gesundheitsförderung im Setting Grundschule

Inhaltsverzeichnis

1 Analyse der gesundheitlichen Ausgangssituation

1.1 Gesundheitsbezogene Datenlage im Setting Grundschule

Übergewicht und Adipositas gehören zu zentralen Gesundheitsproblemen von Grundschulkindern – Fehlernährung, Bewegungsmangel zählen hierbei als zentrale Ursachen und können u.a. das Risiko für Bluthochdruck, Diabetes mellitus Typ 2 oder auch orthopädische Probleme erhöhen (Brand, S. et al., 2010). Insbesondere körperliche Inaktivität in Kombination mit der Nutzung von Bildschirmmedien wird mit der Entstehung von Übergewicht in Zusammenhang gebracht (Lampert, T. Sygusch, R. & Schlack, R. 2007). Als Grundlage für die Beurteilung von Übergewicht wird der BMI herangezogen; bei Erwachsenen wird ein BMI >25 als Übergewicht- und >30 als Adipositas definiert (DAG, 2014). Bei Kindern werden die von Kronmeyer-Hauschild definierten Referenzdaten zugrunde gelegt. In der groß angelegten KiGGS-Studie durch das Robert-Koch-Institut wurden unter anderem BMI-Werte von Kindern und Jugendlichen ermittelt. Es zeigte sich, dass über 6% der 3-17-jährigen an Adipositas leiden – das entspricht etwa 800.000 Adipösen in Deutschland in dieser Altersklassifizierung (Kurth, B.-M. & Schaffrath Rosario, A., 2007). Die Werte für die Altersgruppe 7-10 Jahre (=Grundschulalter) stellt, in gekürzter Form, nachfolgender Tabelle dar:

Tab. 1: BMI-Kategorisierung der 7-10-jährigen aus der KiGGS-Studie des RKI (RKI, 2006; modifiziert nach Kromeyer-Hauschild, 2012)

	Stark unter Normal- gewicht - %	Unter Normal- gewicht - %	Normal- gewicht - %	Überge- wichtig, nicht adipös - %	Adipös - %	Proban- den mit Mess- wert – Anzahl	Kein Mess- wert - %
Jungen	2,0	5,1	77,0	**8,9**	**7,0**	2119	0,3
Mädchen	1,8	6,7	76,8	**9,0**	**5,7**	2012	0,5
Gesamt	1,9	5,9	76,9	**9,0**	**6,4**	4131	0,4

Der Anteil an übergewichtigen Grundschulkindern liegt bei über 15%, hiervon sind 6,4% als adipös einzustufen. Bereits in den Jahren 2005 und 2006 ergab sich in Schuleingangsuntersuchungen der einzelnen Bundesländer eine ähnliche Tendenz: 4,4% der Kinder wurden als adipös eingestuft, ca. 10% zählen in die Kategorie „Übergewichtig".

Neben falscher Ernährung spielt Bewegungsmangel eine entscheidende Rolle bei der Entstehung von Übergewicht. Die KiGGS-Studie (Welle 1) des RKI ergab weiterhin, dass lediglich 27,5% der befragten Kinder und Jugendlichen die Bewegungsempfehlung der WHO von mindestens 60 Minuten/Tag erreichen (Manz et al., 2014). Bei den Grundschulkindern zeigte sich, dass fast jedes vierte Kind nicht regelmäßig und jedes zehnte Kind überhaupt nicht sportlich aktiv ist (RKI & BZgA, 2008). Abb.1 stellt den wöchentlichen sportlichen Umfang bei Kindern im Grundschulter aus der KiGGS-Welle 1 dar –Jungen sind generell sportlich aktiver, begründet wird dies durch die Teilnahme an Sportvereinen (Manz et al., 2014).

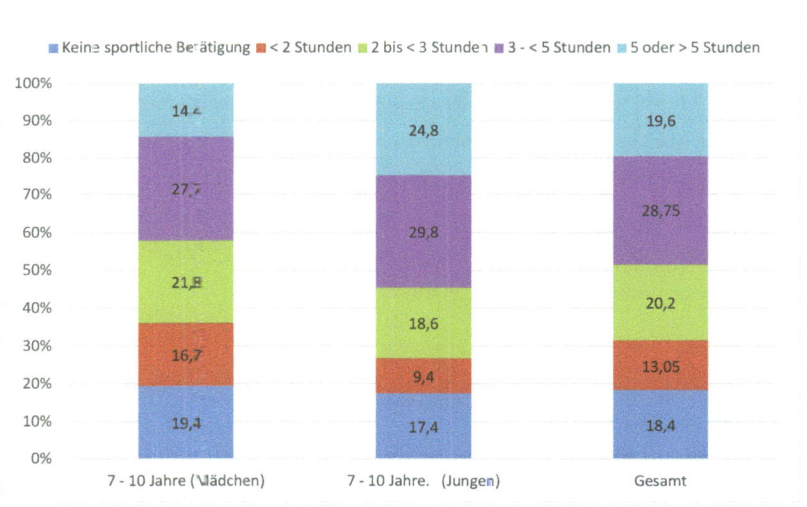

Abb. 1: Umfang der sportlichen Aktivität bei 7-10-jährigen Mädchen und Jungen (KiGGS Welle 1) (modifiziert nach Manz et al., 2014)

Weitere Einflussfaktoren finden sich unter anderem in einer Veränderung der aktiven Alltagsgestaltung; die Bewegungsgewohnheiten bei Kindern und Jugendlichen haben zugunsten von körperlich inaktiven Beschäftigungen wie Fernseh- oder Computerkonsum stark abgenommen (Rauh-Pfeiffer, A. & Koletzko, B., 2007). Wie stark die Mediennutzung Einfluss auf die körperliche Konstitution hat, zeigte sich bei einer Studie an 5-6-jährigen Neu-Grundschülern: Die Prävalenz von Übergewicht und Adipositas war bei einem Medienkonsum von mindestens 2 Stunden mehr als doppelt so hoch, wie bei einer

Vergleichsgruppe mit geringerer Mediennutzungsdauer (Kalies, H. et al., 2001). Auch in den Ergebnissen der KiGGS-Welle 1 zeigte sich geschlechtsunabhängig ein Zusammenhang zwischen erhöhtem Medienkonsum und der körperlichen Inaktivität. Eine Mediennutzung von 5 Stunden und mehr pro Tag ging mit einer verdoppelten Rate fehlender Sportbeteiligung einher (Manz, K. et al, 2014).

Jedoch nicht nur fehlende Bewegung allein ist als Ursache für die Zunahme an übergewichtigen Kindern zu sehen. Die Ernährungsgewohnheiten von Kindern werden, neben den Eltern, auch durch das soziale Umfeld und somit auch durch die Schule beeinflusst.

Eine korrekte Ernährung ist essenziell für den Erhalt von Körperfunktionen und den Aufbau der körperlichen sowie geistigen Entwicklung und der Gesundheit im Allgemeinen.

Die KiGGS-Studie untersuchte auch den Lebensmittelverzehr diverser Lebensmittelkategorien. Allgemein verzehren mehr als die Hälfte (Mädchen sogar über 60%) der Kinder der Altersklasse von 7-10 Jahren täglich Obst und Gemüse. Dies nimmt mit steigendem Alter, 14-17 Jahre, wieder ab; auf bis knapp über 30% (Obst, Jungen) respektive knapp > 40 % (Obst, Mädchen). Bei Gemüse sinkt der Anteil der 14-17-jährigen auf 40- (Jungen) bzw. knapp unter 50% (Mädchen). Auf der anderen Seite steigt der prozentuale Anteil der Kinder die Lebensmittel konsumieren, deren Verzehr als ungünstig eingestuft wird. Nachfolgende Tabelle stellt jene Lebensmittelkategorien in den Altersklassen 7-10 und 11-13 Jahre gegenüber.

Tab. 2: Anteile mit wöchentlichem Konsum von Lebensmitteln nach Geschlecht und Altersklassen (modifiziert nach Mensink, 2007)

Lebensmittel	Häufigkeit	Jungen 7-10 Jahre	Jungen 11-13 Jahre	Mädchen 7-10 Jahre	Mädchen 11-13 Jahre
Fast Food	<1x/Woche	90,1	79,9	92,9	89,7
	1-2x/Woche	9,0	16,6	6,4	8,9
	>2x/Woche	0,9	3,5	0,6	1,4
Kuchen	<1x/Woche	50,9	54,3	50,2	56,0
	1-2x/Woche	34,4	31,7	36,7	31,9
	>2x/Woche	14,7	14,0	13,1	12,1

Lebensmittel	Häufigkeit	Jungen 7-10 Jahre	Jungen 11-13 Jahre	Mädchen 7-10 Jahre	Mädchen 11-13 Jahre
Knabberartikel	< 1x/Woche	65,0	56,9	67,3	63,0
	1-2x/Woche	26,0	27,2	24,2	24,4
	>2x/Woche	9,0	15,8	8,5	12,6

Ausgenommen Kuchen, häuft sich der Konsum von Fast Food und Knabberartikeln sowohl bei Mädchen als auch Jungen in den Altersklassen von 11-13 gegenüber denjenigen im Alter von 7-10 Jahren. Ein vermehrter Verzehr von Fast-Food wird in direkt mit der Zunahme des Körpergewichts und einer damit einhergehenden Insulinresistenz in Verbindung gebracht (Rauh-Pfeiffer, A. & Koletzko, B., 2007).

Der seltenere Konsum von Obst und Gemüse in Kombination mit einem zunehmenden Anteil an konsumiertem Fast Food und Knabberartikeln, spricht für eine Intervention zum Thema Lebensmittelverzehr und ausgewogener Ernährung.´

Ein gesundheitsbewusstes Verhalten ist essenziell für die Entwicklung eines Kindes – neben körperlicher Aktivität spielt eine bedarfsgerechte Ernährung eine entscheidende Rolle bei der Prävention und Gesundheitsförderung, um bereits frühzeitig einer Adipositas und der damit verbundenen Risiken entgegenzuwirken. Die Schulen sollten es hierbei als Aufgabe sehen, den Gesundheitszustand von Kindern und Jugendlichen gegenüber Gesundheitsgefahren zu schützen und mit entsprechenden Maßnahmen zu einer gesteigerten körperlichen Aktivität führen (Dobbins, M. et al., 2013). Weiterhin sollten zum einen ernährungsbezogene Inhalte vermittelt werden und zum anderen ein entsprechendes Mahlzeitangebot zu gewährleistet sein. (Siegert, J. et al., 2008).

1.2 Ableitung von Handlungssätzen

Bei der Analyse der Gesundheitsförderung im Setting Schule zeichnen sich die drei zentrale Handlungssätze „Ernährung", Bewegung" sowie „Lebenskompetenz" ab (Bundesministerium für Gesundheit, 2020). Gesundheitsschädigendes Verhalten wird maßgeblich von den zwei Komponenten der Fehlernährung und des Mangels an sportlicher Aktivität beeinflusst. Beide Verhaltensweisen sind zwar unabdingbar für ein gesundheitsförderndes Verhalten, da der Umfang an sportlicher Aktivität mit steigendem Alter jedoch zunimmt (Manz et al, 2014), sollte der ernährungsbezogene Unterricht samt praktischer Umsetzung priorisiert werden. Es zeigt sich, dass Vermittlung von Kompetenzen im Umgang mit Lebensmitteln sowie die Bereitstellung von entsprechendem Mahlzeitangebot in den Schulen nicht ausreichend gegeben ist (Heseker, 2004).

Eine gesundheitsfördernde Schule umfasst alle Aspekte des Lebens in der Schule und somit ist neben der Behandlung der relevanten Gesundheitsthemen im Unterricht auch die praktische Umsetzung (Förderung Schulsport, gesundes Nahrungsangebot, Stressmanagement) erforderlich.

1.2.1 Ernährung

Als Hauptursache für Übergewicht und Adipositas gilt eine positive Energiebilanz, d.h. die Energieaufnahme liegt über dem Energieverbrauch. Der Konsum von ungünstigen Lebensmitteln mit hoher Energiedichte kann diese Energiebilanz beeinflussen. Wie in 1.2.1 gehen auch hier Ernährung und Bewegung Hand in Hand – eine hohe körperliche Aktivität sorgt für einen höheren Energieverbrauch und somit für eine ausgeglichener Energiebilanz (Journal of Health Monitoring, 2020). Die Notwendigkeit für gesundheitsfördernde Maßnahmen um ernährungsbedingten Erkrankungen entgegenzuwirken ist gegeben. Hier gilt es frühzeitig zu intervenieren, da sich das Ernährungsverhalten bereits im Kindesalter manifestiert (Heseker, H. & Beer, S., 2004). Ernährungsbezogener Unterricht kann bei der Verbesserung des Ernährungsverhaltens somit ein essenzieller Faktor sein.

1.2.2 Bewegung

Regelmäßige körperliche Aktivität ist ein wesentlicher Faktor, wenn es um die gesunde Entwicklung eines Kindes geht. Die WHO gibt für Kinder und Jugendliche eine vor allem aerobe Aktivität (moderate bis hohe Intensität) von mindestens 60min. pro Tag vor. Das diese Vorgabe meistens nicht erreicht wird, zeigt sich in Abb. 1 (siehe 1.1). Bewegungsmangel – insbesondere in Kombination mit Fehlernährung – gilt als eine der Hauptursachen für Übergewicht und Adipositas und dessen Folgeerkrankungen wie Bluthochdruck, koronare Herzerkrankungen, Fettstoffwechselstörungen oder auch Typ-II-Diabetes (Robert-Koch-Institut, 2003) und es besteht ein inverser Zusammenhang zwischen körperlicher Aktivität und kindlicher Adipositas. Unzureichende Aktivität im Alltag wird durch einen Bewegungsmangel im Schulalltag begünstigt. Daher sollte der Fokus auf eine regelmäßige sportliche Aktivität im Schulalltag gelegt werden, um auch die Alltagsaktivität zu fördern und zu erhöhen.

1.2.3 Lebenskompetenz

Lebenskompetenz (engl. „life skills") umfasst die bio-psychosozialen Komponenten; die WHO (2003) versteht hierunter die Fähigkeit zu adaptivem und positivem Verhalten, die es dem Einzelnen ermöglicht, die Anforderungen und Herausforderungen des täglichen Lebens effektiv zu bewältigen. Es gilt somit als eine wesentliche Voraussetzung gesundheitliches Wohlbefinden.

Laut Lampert et al. (2009) liegen für 15% der Kinder und Jugendlichen im Alter von 3-17 Jahren Hinweise auf psychische Verhaltensauffälligkeiten vor.

Die KiGGS-Studie (Welle 2) zeigte, dass der Anteil an auffälligen Kindern und Jugendlichem um ca. 3%, im Vergleich zur KiGGS-Welle 1, zurückgegangen ist. Um dies weiterhin zu gewährleisten gilt es Projekte zur Prävention und Intervention psychischer Störungen und der Förderung der psychischen Gesundheit in Grundschulen weiterhin aufrechtzuerhalten und die psychosozialen Kompetenzen zu fördern (Journal of Health Monitoring, 2018).

2 Recherche Modellprojekt

Tab. 3: Modellprojekt "Gesunde Stunde" (eigene Darstellung, 2022)

Titel Modellprojekt	„Gesunde Stunde"
Dauer	Seit 2007
Träger / Initiatoren	Gesundheitsdienst für Landkreis und Stadt Osnabrück / Christliches Kinderhospital Osnabrück / Hochschule Osnabrück / Zoo Osnabrück / Grüne Schule im Botanischen Garten der Universität Osnabrück / Kubikus Bad Essen / Museum Industriekultur / Museum am Schölerberg / Landfrauenverband / Landvolk Osnabrück / Erzähltheater Osnabrück / Allgemeine Deutscher Fahrrad-Club (ADFC) / Nackte Mühle Osnabrück / Varusschlacht Museum / Park Kalkriese & weitere, zahlreiche Einzelanbieterinnen und -anbieter
Hintergrund	Stärkung des Bewusstseins für eine gesunde Lebensweise und Veränderung der Lebensgewohnheiten bei Eltern und Grundschulkindern durch Erlernen von Bewegungs- und Ernährungsaktivitäten auf Grund steigender Zahl an (Grund-)Schulkindern mit Übergewicht und Adipositas

Ziele	• Übergeordnetes Ziel:
	  o Prävention von Übergewicht und Adipositas im Kindesalter sowie die allgemeine Gesundheitsförderung (Themenschwerpunkte: Ernährung, Bewegung & Stressbewältigung)
	• Zentrales Ziel:
	  o Täglich eine gesunde Stunde: Ohne Kalorien, Fernseher und Computer
	• Langfristig soll in den Familien ein gesünderer Familienalltag geschaffen werden und den Schulen gesundheitsfördernde Inhalte in den Unterricht eingebaut werden

Inhalte und Methoden	Das Projekt umfasst folgende Maßnahmen: • Qualitätsentwicklung in Grundschulen (Aufbau nachhaltiger Strukturen, Lehrer erwerben „aid-Ernährungsführerschein", Entspannungstechniken, bessere Ausstattung der Schulküchen) • Förderung der Elternkompetenz für eine gesundheitsförderliche Lebensweise • Netzwerkarbeit zur Förderung fehlender Strukturen • Primärprävention zu Übergewicht und Adipositas durch Erlernen von Bewegungsspielen • Stärkung der Familie durch Förderung gemeinsamer Aktivitäten

	• Verbesserung des körperlichen und seelischen Wohlbefindens durch Informations- und Beratungsmöglichkeiten • Gesundheitsbewusste Schule: „Gesunde Stunden" Das zentrale Ziel der „gesunden Stunde" (siehe „Ziele") wird hierbei nicht nur Zuhause, sondern auch im Schulalltag eingebunden. Die Intervention wurde mit 4 1 Klassen sowie 4 Kontrollklassen (je 2 Schulen) ohne Intervention durchgeführt. Befragungszeitpunkte mittels Fragebögen (Kinder- und Elternfragebögen) zu den Bereichen „Ernährung", „Bewegung", „gemeinsame familiäre Aktivitäten" und „körperliches und psychisches Wohlbefinden": • T0: zu Beginn des Projekts im März/April 2008 • T1: Juni/Juli 2008 • T2: 6 Monate nach Ende des Projekts (Januar 2009) In einem Folgeprojekt von 2009-2011 wurden 9 Grundschulen (n≈1.500 Schüler) der Intervention „Gesunde Stunde" unterzogen. Stand Mai 2022 sind ca. n=4.550 Schüler/Schülerinnen und Kindergartenkinder engagiert.
Ergebnisse und Schlussfolgerung	Ergebnisse Bereich **Bewegung** Verbesserung der Elternkompetenz beim Ermöglichen von Bewegungsspielen. Leichte Effekte bei der Verbesserung der Häufigkeit von „draußen spielen" bei Kindern. Deutliche Effekte hingegen konnten bei der Dauer sportlicher Aktivitäten festgestellt werden Ergebnisse Bereich **Ernährung**: 47,1% der Kinder der Interventionsgruppe gaben an zum Zeitpunkt T1 Wasser in der Schule zu trinken hingegen mit nur 24,8% in der Kontrollgruppe signifikant weniger. Zum Zeitpunkt T2 waren es 49,0% in der Interventionsgruppe und nur 24,2% in der Kontrollgruppe die angaben, Wasser in der Schule zu trinken. Die Kinder der Interventionsgruppe tranken seltener Milch und Kakao, dafür häufiger Sportler-/Energiegetränke als die Kinder der Kontrollgruppe. **Bereich Stressbewältigungskompetenzen:** Keine signifikanten Unterschiede zwischen Interventions- und Kontrollgruppe

	Im Bereich der Bewegungsinterventionen konnten Erfolge festgestellt werden, ebenso konnte in Teilbereichen eine gesündere Ernährungsweise gefördert werden. Insbesondere gibt es eine signifikante Auswirkung auf die Ergebnisse „Wasser trinken".
	Die teilnehmenden Familien konnten für das Projekt begeistert werden und zum Umdenken bewegt werden. Dass die Umsetzung erfolgreich verlief, zeigte auch die Entwicklung durch die Folgeprojekte. Nahmen Anfangs lediglich 2 Grundschulen und 2 Kontrollschulen teil, so konnten um 1. Folgeprojekt 2009-2011 bereits 9 Grundschulen mit 1.500 Schülern und insgesamt 149 Veranstaltungen für das Projekt begeistert werden. Im 2. Folgeprojekt 2011-2014 nahmen 11 Schulen mit 1.800 Schülern an ca. 280 Veranstaltungen teil.
	Die Studien sollten weiterhin längerfristig ausgelegt sein und Interventionen im familiären Bereich bezüglich Ernährung und Stressmanagement müssten weiter ausgebaut werden.
Literaturquellen	Gesundheitsregion Osnabrücker Land: „Gesunde Stunde". Zugriff am 18.05.2022. Verfügbar unter https://www.gesundheitsregion-os.de/gesund-aufwachsen/gesunde-stunde Gesunde Stunde e.V.: Willkommen zu Gesunde Stunde e.V. Zugriff am 18.05.2022. Abgerufen von https://www.gesundestunde.de GVG: „Gesunde Stunde". Zugriff am 18.05.2022. Verfügbar unter https://ideenwettbewerb.gvg.org/gesunde-stunde/ Shamsul, B. & Borrmann, B. (2012): „Die Gesunde Stunde". Evaluation eines Projekts zur Gesundheitsförderung an Grundschulen. Prävention Gesundheitsförderung. 7, S. 100-106. Springer-Verlag

3 Bewertung Modellprojekt

3.1 Good-Practice-Kriterien

Tab. 4: Good-Practice Kriterien des Projekts "Gesunde Stunde" (eigene Darstellung", 2022)

Good-Practice-Kriterien	Umsetzung
Zielgruppenbezug	Grundschüler sowie deren direktes familiäres sowie schulisches Umfeld (Lehrkräfte)
Konzeption	Das Angebot richtet sich an Grundschüler der 1. Klasse um deren Gesundheit in den Tei bereichen Bewegung, Ernährung und Stressmanagement zu fördern. Um ganzheitlich Fortschritte zu erzielen, wird deren direktes Umfeld mit eingebunden. Dies beinhaltet die Lehrkräfte und die Eltern der Kinder. So wird im gesamten Lebensumfeld Theorie zu den Themen „Ernährung", „Bewegung" und Stressmanagement" vermittelt und auch direkt praktisch umgesetzt
Setting-Ansatz	Die Entwicklung einer „gesunden Stunde" im privaten und schulischen Bereich steht im Vordergrund. Die Eltern werden hier bei der Umsetzung des Projektes mit eingebunden. Vorträge und Informationsgespräche sowie themengebundene Elternabende führen in die Thematiken „Ernährung", „Bewegung" und „Stressmanagement" ein und vermitteln im Vorfeld das nötige Wissen. Yoga- und Entspannungskurse, spezielle Familienangebote runden das Angebot neben der Wissensvermittlung ab. Zur Unterstützung bei der Umsetzung wurden Experten und Expertinnen aus den Bereichen Ökotrophologie, Diätassistenz, Yogalehrende, Mitarbeiterinnen der Landfrauen, des Kinderhospitals sowie einer ortsansässigen Krankenkasse und eines Sportvereins eingesetzt. So wird ein Schulkonzept entwickelt, welches eine gesunde Lebenswelt für die Schüler schafft; neben Bewegungsaktivitäten wird das angebotene Essen optimiert, die Lehrer erwerben einen „Ernährungsführerschein" und im heimischen Umfeld werden die Eltern animiert Bewegungs- und Entspannungsangebote bereitzustellen
Empowerment	Hier werden die Anliegen und Probleme des Einzelnen formuliert. Das Projekt „Gesunde Stunde" ist ganzheitlich allgemein gehalten und unterscheidet nicht zwischen Kindern, die die

	Maßnahme zur Prävention durchführen und denen, die bereits als Übergewichtig/Adipös kategorisiert werden können
Partizipation	Umgesetzt durch das Kinderhospital Osnabrück und dem Gesundheitsdienst für Stadt und Land Osnabrück wird das offen konzipierte Konzept „Die Gesunde Stunde" vorgestellt und als Pilotprojekt an 4 Grundschulen initiiert. Das Projekt richtet sich bei der Umsetzung sowohl an Lehrer als auch an die Eltern der Grundschüler und kontrolliert die Umsetzung mittels eines Prä- und Postkontrollgruppendesigns. Schulen können nach Antragsstellung mit Hilfe des Vereins „Gesunde Stunde e.V." eigenständig unter vorgegebenen Kriterien am Projekt zur Gesundheitsförderung an Schulen teilnehmen
Niedrigschwellige Arbeitsweise	Die Teilnahme am Projekt kann über den Verein „Gesunde Stunde e.V." durchgeführt werden und kann anschließend privat unterstützt und von Institutionen in den Schulalltag integriert werden
Multiplikatorenkonzept	Das Projekt will ganzheitlich für eine gesundere Lebensweise und der Prävention von Übergewicht dienen. Hierzu werden nicht nur Fachkräfte für die Initiierung gewonnen, sondern die Lehrer geschult und den Eltern nötiges Wissen für die Umsetzung im privaten Bereich vermittelt. So soll für die Grundschüler in allen Bereichen ihres Lebens die Möglichkeit geschaffen werden, an gesundheitsfördernden Maßnahmen teilhaben zu können
Nachhaltigkeit	„Die Gesunde Stunde" wird nach Teilnahme am Projekt im Rahmen der Unterrichtsgestaltung integriert. Durch Nachkontrollen wird die Wirksamkeit und die Umsetzung vor allem im privaten Kontext überprüft.
Integriertes Handeln	<ul><li>Fach und Politikbereiche<ul><li>Konzeptentwicklung erfolgt durch den Verein „Gesunde Stunde e.V." in Zusammenarbeit mit Experten verschiedener Fachbereich</li></ul></li><li>Gesundheitsdeterminanten<ul><li>Das Konzept ist allgemein gehalten und richtet sich an Grundschüler unabhängig derer gesundheitlichen Konstitution</li></ul></li><li>Ressourcen<ul><li>Der Einsatz an materiellen Ressourcen ist nicht vorgegeben und abhängig von Spenden und der betei-</li></ul></li></ul>

ligten Kommunen / Städte / Länder. Der immateri-
elle Einsatz wird durch die Teilnehmenden Lehrer
und Eltern bereitgestellt

- Räumliche Ebenen
  - Das Konzept bezieht sich auf einzelnen Kommunen
    und deren Grundschulen
- Förderale Handlungsebenen
  - Als Pilotprojekt wurde das Konzept durch Kinder-
    hospital Osnabrück und dem Gesundheitsdienst für
    Stadt und Land Osnabrück initiiert und durch die
    „Gesunde Stunde e.V." koordiniert
- Zielgruppen
  - Angesprochen werden bei dem Konzept Grund-
    schulen und Kitas, die Teilnahme und individuelle
    Umsetzung erfolgt durch die Teilnehmenden

Qualitätsmanagement	Die Entwicklung und die Umsetzung des Konzepts werden durch Fachkräfte überwacht und durch die Lehrkräfte an den Schulen umgesetzt und an die Eltern vermittelt. Durch die regelmäßige Durchführung der „gesunden Stunde" kann durchweg die Qualität der Umsetzung gesichert werden. Fragebögen nach Abschluss der Maßnahme sollen Fortschritte überprüfen und können der Optimierung bei der künftigen Umsetzung / Weiterführung des Projekts dienen
Dokumentation & Evaluation	Mittels zweier Erhebungszeitpunkte in Form von Fragebögen werden Umsetzung und Fortschritte dokumentiert. Feedbackgespräche mit Lehrern und Eltern dienen ebenfalls der Rückmeldung und Ergebnisdokumentation.
Belege für Wirkung und Kosten	Das Projekt „Gesunde Stunde" soll das Bewusstseins für eine gesunde Lebensweise bei Grundschulkindern durch Erlernen von Bewegungs- und Ernährungsaktivitäten fördern. Ernährungsführerscheine für die Lehrer und gesundes Schulessen sollen die Maßnahme unterstützen, die Kosten hierfür lassen sich im Vorfeld gut abschätzen. Durch die Unterstützung von Vereinen lässt sich das Projekt mittels Spenden einer Vielzahl an Trägern kosteneffizient finanzieren. Weiterhin lässt sich die Umsetzung der „gesunden Stunde" gut in den Schul- sowie den privaten Alltag integrieren und bedarf keiner gesonderten (und teils kostspieligen) Interventionen. In Anbetracht der hohen Kosten die durch Übergewicht / Adipositas verursacht werden,

scheint eine frühe Aufklärung und Prävention sinnvoll. Die Wirksamkeit ist durch eine Vielzahl vergleichbarer Projekte gut abschätzbar und zeugt somit von einem guten Kosten/Nutzen-Verhältnis

3.2 Schlussfolgerung für die Praxis

Das Projekt „Gesunde Stunde" soll Kindern und deren unmittelbarem Umfeld die positiven Effekte eines gesundheitsbewussten Lebensumfelds näherbringen. Die drei Hauptfaktoren „Ernährung", „Bewegung" und „Stress" finden in der Maßnahme Berücksichtigung und sollen so eine gesunde Lebensweise fördern. Durch die Integration sowohl in das schulische als auch das private Umfeld lernen die Kinder (als auch Eltern und Lehrkräfte) in der „gesunden Stunde" über die Bedeutung einer gesunden Lebensweise und können dies direkt praktisch umsetzen – sei es bei akuten Problemen mit Übergewicht oder als Präventionsmaßnahme, das Projekt partizipiert unspezifisch.

Der Erwerb des „Ernährungsführerscheins" der Lehrkräfte sowie die Interventionen mit den Erziehungsberechtigten unterstützt die regelmäßige und fachgerechte Umsetzung im Schul- und privaten Alltag, sodass das Projekt und dessen Wissensvermittlung auch künftig gesichert werden kann und nicht nur in einem begrenzten Zeitraum stattfinden muss. Beständigkeit ist hierbei der entscheidende Faktor für den Erfolg des Projekts, auch über die Kontrollzeitpunkte hinaus.

Die Testergebnisse zeigen deutliche Verbesserungen in der Kategorie „Bewegung" – die Bewegungs- und Aktivitätsempfehlungen für die Eltern scheinen hilfreich zu sein.

Die einfache Umsetzung für die Schulen aber auch einfache Integration in das private Umfeld, bedingt durch die Unterstützung des Vereins „Gesunde Stunde e.V.", und die vielversprechenden Ergebnisse in den Bereichen „Bewegung" und „Ernährung" sind ein positiver Indikator zur Fortführung und Erweiterung des Projekts „Gesunde Stunde".

4   Literaturverzeichnis

Brand, S., Moß, A., Berg, S. & Wabitsch, M. (2020): *Schulbasierte Prävention der Adipositas.* Wie sollte sie aussehen? Bundesgesundheitsblatt, 52, S. 207-220. Springer-Verlag.

Bundesministerium für Gesundheit, Referat Öffentlichkeitsarbeit (2010): *Nationales Gesundheitsziel: Gesund aufwachsen. Lebenskompetenz, Bewegung, Ernährung.* Berlin

Deutsche Adipositas-Gesellschaft (DAG) e.V. (2014). *Interdisziplinäre Leitlinie der Qualität S3 zur „Prävention und Therapie der Adipositas".* Deutsche Adipositas-Gesellschaft (DAG) e.V., Deutsche Diabetes Gesellschaft (DDG), Deutsche Gesellschaft für Ernährung (DGE) e.V., Deutsche Gesellschaft für Ernährungsmedizin (DGEM) e.V. (Hrsg.). Martinsried, 2. Auflage 2014

Gesellschaft für Versicherungswissenschaft und -gestaltung e.V. (GVG): *Modellprojekt „Gesunde Stunde".* Zugriff am 18.05.2022. Verfügbar unter https://ideenwettbewerb.gvg.org/gesunde-stunde/

Gesunde Stunde e.V.: *Willkommen zu Gesunde Stunde e.V..* Zugriff am 18.05.2022. Abgerufen von https://www.gesundestunde.de

Gesundheitsregion Osnabrücker Land: *„Gesunde Stunde".* Zugriff am 18.05.2022. Verfügbar unter https://www.gesundheitsregion-os.de/gesund-aufwachsen/gesunde-stunde

Heseker, H. & Beer, S. (2004): *Ernährung und ernährungsbezogener Unterricht in der Schule.* Bundesgesundheitsblatt – Gesundheitsforschung – Gesundheitsschutz, 47, S. 240-245. Springer Verlag

Hölling, H., Schlack, R., Kamtsiuris, P., Butschalowsky, H., Schlaud, M. & Kurth, B.-M. (2012): *Die KiGGS- Studie.* Bundesweite repräsentative Längs- und Querschnittstudie zur Gesundheit von Kindern und Jugendlichen im Rahmen des Gesundheitsmonitorings am Robert-Koch-Institut. Bundesgesundheitsblatt 2012, 55, S. 836-842. Springer-Verlag

Kalies, H., Koletzko, B. & v. Kries, R. (2001): *Übergewicht bei Vorschulkindern. Der Einfluss von Fernseh- und Computerspielgewohnheiten.* Kinderärztliche Praxis 4, S. 227-234. Springer Verlag

Lampert, T., Mensink, G.B.M., Hölling, H., Schlack, R., Kleiser, C. & Kurth, B.M. (2009): *Entwicklung und Evaluation der nationalen Gesundheitsziele für Kinder und Jugendliche. Welchen Beitrag leistet der Kinder- und Jugendgesundheitssurvey des Robert-Koch-Instituts (KiGGS)?* Bundesgesundheitsblatt – Gesundheitsforschung – Gesundheitsschutz, 52, S. 905-918.

Lampert, T., Sygusch, R., Schlack, R. (2007): Nutzung elektronischer Medien im Jugendalter. Ergebnisse des Kinder- und Jugendgesundheitssurveys (KiGGS). Bundesgesundheitsblatt – Gesundheitsforschung – Gesundheitsschutz, 50, S. 643-652. Springer Medizin Verlag

Manz, K., Schlack, R., Poethko-Müller, C. Mensink, G., Finger, J. & Lampert, T. (2014): *Körperlichsportliche Aktivität und Nutzung elektronischer Medien im Kindes- und Jugendalter.* Ergebnisse der KiGGS-Studie – Erste Folgebefragung (KiGGS- Welle 1). Bundesgesundheitsblatt, 57, S. 840-848. Springer-Verlag. Berlin, Heidelberg

Mensink, G.B.M., Kleiser, C. & Richter, A. (2007): *Lebensmittelverzehr bei Kindern und Jugendlichen in Deutschland.* Ergebnisse des Kinder- und Jugendgesundheitssurveys (KiGGS). Bundesgesundheitsblatt – Gesundheitsforschung – Gesundheitsschutz, 50, S609-623. Springer Medizin Verlag

Journal of Health Monitoring (2018): *Psychische Auffälligkeiten bei Kindern und Jugendlichen in Deutschland – Querschnittergebnisse aus KiGGS Welle 2 und Trends.* Robert-Koch-Institut (Hrsg.). Berlin

Journal of Health Monitoring (2020): *Einflussfaktoren der Adipositas im Schulalter – Eine systematische Literurrecherche im Rahmen des Adipositasmonitoring.* Robert-Koch-Institut (Hrsg.). Berlin

Kurth, B.-M. & Schaffrath Rasario, A., (2007): *Die Verbreitung von Übergewicht und Adipositas bei Kindern und Jugendlichen in Deutschland.* Ergebnisse des bundesweiten Kinder- und Jugendgesundheitssurveys (KiGGS). Bundesgesundheitsblatt – Gesundheitsforschung – Gesundheitsschutz. 50, S. 736-743. Springer Medizin Verlag.

Rauh-Pfeiffer & Koletzko, B. (2007): *Übergewicht und Adipositas im Kindes- und Jugenalter.* Monatsschrift Kinderheilkunde, 155, S. 469-483. Springer Medizin Verlag

Robert-Koch-Institut (2003): Übergewicht und Adipositas: *Gesundheitsberichterstattung des Bundes*, Heft 16. Robert.Koch-Institut (Hrsg.). Berlin

Robert-Koch-Insitut (RKI) (2006): *Erste Ergebnisse der KiGGS-Studie. Zur Gesundheit von Kindern und Jugendlichen in Deutschland.* Robert.Koch-Institut (Hrsg.). Berlin

Robert-Koch-Insitut (RKI) (2006): *KiGGS: Studie zur Gesundheit von Kindern und Jugendlichen in Deutschland.* Abgerufen von https://www.rki.de/DE/Content/Gesundheitsmonitoring/Studien/Kiggs/kiggs_node.html am 06.05.2022

Shamsul, B. & Borrmann, B. (2012): *„Die Gesunde Stunde". Evaluation eines Projekts zur Gesundheitsförderung an Grundschulen.* Prävention Gesundheitsförderung. 7, S. 100-106. Springer-Verlag

Siegert, J., Hillger, C., Schindler, C. & Kirch, W. (2008): *Gesundheitsförderung im Setting Schule.* Das Lernfeld Ernährung. Präventions Gesundheitsforschung, 3, S. 241-245. Springer Medizin Verlag

World Health Organisation (WHO) (2003): *"Skills for health"- Skills-based health education including life skills: An important component of a child-friendly/health-promoting school.* WHO (Hrsg.)

5   Abbildungs- und Tabellenverzeichnis

5.1 Abbildungsverzeichnis

5.2 Tabellenverzeichnis

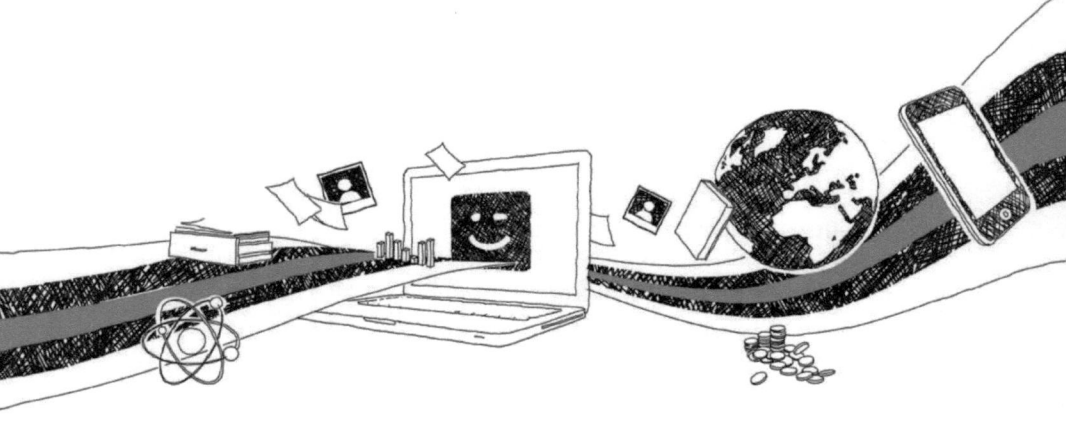
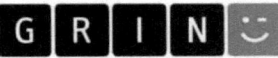